北京市 2013 年度

卫生与人群健康状况报告

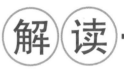

解 读

北京市健康促进工作委员会办公室

北京市卫生和计划生育委员会

U0296456

人民卫生出版社

图书在版编目（CIP）数据

2013 年度北京市卫生与人群健康状况报告解读 / 北京市健康促进工作委员会办公室，北京市卫生和计划生育委员会编著 . —北京：人民卫生出版社，2014

ISBN 978-7-117-19298-9

Ⅰ. ① 2⋯　Ⅱ. ①北⋯②北⋯　Ⅲ. ①卫生状况 – 调查报告 – 北京市 –2013②居民 – 健康 – 调查报告 – 北京市 –2013　Ⅳ. ①R195

中国版本图书馆 CIP 数据核字（2014）第 130874 号

| 人卫社官网 | www.pmph.com | 出版物查询，在线购书 |
| 人卫医学网 | www.ipmph.com | 医学考试辅导，医学数据库服务，医学教育资源，大众健康资讯 |

2013年度北京市卫生与人群健康状况报告解读

编　　著：北京市健康促进工作委员会办公室
　　　　　北京市卫生和计划生育委员会
出版发行：人民卫生出版社（中继线 010-59780011）
地　　址：北京市朝阳区潘家园南里 19 号
邮　　编：100021
E - mail：pmph @ pmph.com
购书热线：010-59787592　010-59787584　010-65264830
印　　刷：北京盛通印刷股份有限公司
经　　销：新华书店
开　　本：889×1194　1/32　印张：2.5　字数：60 千字
版　　次：2014 年 6 月第 1 版　2014 年 8 月第 1 版第 2 次印刷
标准书号：ISBN 978-7-117-19298-9/R·19299
定　　价：30.00 元

打击盗版举报电话：010-59787491　E-mail: WQ @ pmph.com
（凡属印装质量问题请与本社市场营销中心联系退换）

《2013年度北京市卫生与人群健康状况报告解读》

编写委员会

主　　编：刘泽军　邓　瑛

副 主 编：汤伟民　曾晓芃

执 行 主 编：焦淑芳　黄若刚

执行副主编：段佳丽　李　刚　高　婷　曹红霞　高建华

编 写 人 员：(按姓氏笔画排序)

丁薇丽	王　宁	王　观	王　晶	王　路
王文盛	王全意	王海龙	孔元原	叶　研
任　虹	刘庆萍	刘改芬	孙婷婷	严福光
杨　洋	杨　雷	杨晓辉	李　航	李铁军
李锡太	吴双胜	余晓辉	张红樱	张朝晖
陈　薇	邵　兵	周新茹	赵　耀	姚军辉
高志东	郭红利	董　忠	韩永成	谢　晨
潘　迎	潘岳松	魏建荣		

前　言

　　随着社会经济的快速发展、人口老龄化进程的加快,公众对维护和促进健康的需求日益增加。为了全面落实《健康北京人——全民健康促进十年行动规划(2009-2018 年)》,北京市人民政府已第五年向社会公开发布《北京市卫生与人群健康状况报告》(简称健康白皮书)。连续多年的发布,健康白皮书已获得了社会各界的充分肯定和广泛关注。为了使广大市民更好地理解《2013 年度北京市卫生与人群健康状况报告》中涉及的疾病与有关健康问题,北京市健康促进工作委员会办公室和北京市卫生与计划生育委员会共同组织有关专家编写了《2013 年度北京市卫生与人群健康状况报告》解读本。

　　《2013 年度北京市卫生与人群健康状况报告解读》主要包括六部分内容,即人口的基本情况、慢性病及相关危险因素、传染病、儿童青少年健康、医疗卫生服务和健康环境状况等。本书坚持预防为主的原则,凝练国内外具有前瞻性和基础性的科学技术和方法,详细阐述和解读了健康白皮书中涉及的目前受人关注且影响居民健康和疾病的重点问题,突出了实用技能,期望能为提高公众对疾病防控的知识、意识和技能,改变不健康的行为习惯和生活方式有所裨益。

　　《北京市卫生与人群健康状况报告》解读本在编写过程中,得到了市卫生计生委、市统计局、市公安局、市环保局、市民政局、市人力社保局、市财政局、市新闻出版广电局、市体育局、市残疾人联合会、市教委、市食品药品监管局、市总工会、市园林绿化局、市市政市容委、市质监局、市安监局等委办局和市疾病预防控制中心、市卫生局信息中心、市卫生监督所、市社区卫生管理中心、市体检中心、北京妇幼保健院、市12320公共卫生服务热线、市肿瘤防办、心防办、脑防办、牙防办、糖防办、结控所、精保所等单位的大力支持和通力协作，在此一并表示衷心的感谢。

编　者

2014年6月

目 录

一、人口基本情况

二、慢性非传染性疾病及相关危险因素

三、传染病发病情况

四、儿童青少年健康状况

五、医疗卫生服务

六、健康环境状况

一、人口基本情况

导读：2013年底北京市常住人口为2114.8万人，在京居住的非京籍人口占常住人口的比重从2012年的37.4%上升到2013年的38.0%。2013年北京市户籍人口为1316.3万人，60岁及以上老年人口为283.2万人，占户籍人口的21.5%；65岁及以上老年人口为195.7万人，占户籍人口的14.9%。北京市人群健康期望寿命研究结果显示，北京市18岁居民健康期望寿命为40.17剩余年。为积极、主动、科学地应对人口老龄化，提升健康水平，本章就健康期望寿命与期望寿命的区别、影响健康期望寿命的因素等问题进行解读。

1. 什么是健康期望寿命？健康期望寿命与期望寿命有什么区别

健康期望寿命是指一个人在完全健康状态下生存的平均年数。2002年世界卫生组织（WHO）研发了专门的自报健康调查量表，用于综合评价人群健康状况，并将该方法计算出的指标称为健康期望寿命（health-adjusted life expectancy，HALE）。健康期望寿命的核心是将死亡信息和非死亡信息结合起来综合地评价人群健康。2012年北京市健康期望寿命采用国际通用的沙利文（Sullivan）法，结合北京市18岁及以上户籍居民的人群死亡信息和健康状态两方面的资料计算而得。

健康期望寿命与仅考虑了死亡信息的期望寿命不同。期望寿命直接受死亡情况的影响,在一定时期死亡率保持相对稳定,期望寿命也会保持相对稳定。此外期望寿命并没有考虑到疾病或疾病致残对人群健康的影响,即它无法反映除了死亡以外的人群生存质量方面的影响。通过单纯比较期望寿命不能反映出人群健康状况(包括身体、心理和社会适应状态)的变化情况。而健康期望寿命是一个综合考虑了死亡和伤残的人群健康综合评价指标,因此,它较期望寿命更能准确地进行不同人群、同一人群不同时期健康水平的比较,指出伤残对人群总体健康水平的影响。以男性组的测算结果举例说明,18 岁组男性期望寿命为 62.22 年,健康期望寿命为 43.40 剩余年,那么在这 62.22年的剩余生命里,这一人群相当于有 43.40 年是完全健康的,在疾病或残疾状态下度过的时间相当于 18.82 年。

健康期望寿命是反映一个国家或地区国民宏观健康水平变化情况的重要信息,可以结合成本 - 效果分析的结果提出卫生规划、卫生服务以及有关研究的优先领域。北京市户籍居民死亡率自 20 世纪 70 年代至今一直保持在 5‰~6‰。户籍居民期望寿命自 2005 年已达到 80 岁,到 2013 年达 81.51 岁,目前北京市期望寿命的增长正处于平台期,这一趋势将持续相当一段时间。所以我们不仅要关注寿命的长短,更应注重生命的质量,健康期望寿命的意义尤为重要。

2. 健康期望寿命的影响因素有哪些

健康期望寿命采用自报健康资料进行综合测算。北京市自 2009 年就开始在全市范围进行自报健康问卷调查。北京市居民自报健康调查量表是参照 WHO 世界健康调查(The World

Health Survey)量表,结合中国人和北京市居民的特点,选取能够反映市民健康情况的相关自我评价和健康情景相关维度评价指标而制定。自我评价指标是居民对自身健康状况的评分;健康情景相关维度评价是对模拟人物健康状况的评价,用来对不同社会经济文化背景下的人们做出的自我评价进行标化。健康状况共包括运动能力、疼痛、自理能力、认知、睡眠与精力、情感、人际关系和视力等八个维度。其中,运动能力指在日常活动方面的难易程度;疼痛指身体疼痛方面的程度;自理能力指日常生活自理方面难易程度;认知指集中精力和记忆力方面的难易程度;睡眠与精力指睡眠方面是否有问题;情感指在悲伤、情绪低沉、抑郁方面问题的严重程度;人际关系指人际关系和参与社会活动方面的情况;视力指生活中阅读或辨识人的难易程度。

通过对健康期望寿命的影响因素进行深入分析显示:体育锻炼是健康的保护因素,即参加体育锻炼的人健康状况不良发生概率较低,会延长健康期望寿命。与此相反,患有常见慢性病是缩短健康期望寿命的主要因素,其中恶性肿瘤、高血压、糖尿病等慢性病与健康不良发生的概率有直接关系,其中恶性肿瘤对健康危害最大,关节炎次之,随后是慢性胃炎、脑血管疾病、冠心病、糖尿病、高血压等。

研究结果表明,北京市女性居民的期望寿命高于男性,但是健康期望寿命却低于同龄男性,例如:2012年,18岁组女性期望寿命为66年,男性为62年;18岁组女性的健康期望寿命为38剩余年,男性为43剩余年。这说明女性在患病或非健康状态下生存的年数高于同年龄组男性,所以更应关注女性自身健康状况及生命质量的提高。

北京市成年居民健康期望寿命的结果提示我们,虽然北京市居民的期望寿命已经达到了国际发达国家的水平,但居民生命质量并不是非常理想,在我们一生中各种因素都造成了有

10~20年左右处于非健康状态。医学技术可以延长生命时间，但是不能保证生命质量，要提升生命质量，需要我们从自身做起，坚持体育锻炼来保持健康状态，选择健康生活方式来预防慢性病的威胁，共同提升北京市居民的健康水平。

3. 户籍人口和常住人口有什么区别

户籍人口是指已在其经常居住地的公安户籍管理机关登记了常住户口的人口，包括以派出所办理的户籍登记和监狱管理局、劳教工作管理局掌握的服刑人员的情况为基础进行汇总的人口数。这类人口不管其是否外出，也不管外出时间长短，只要在某地注册有常住户口，就为该地区的户籍人口。公安部门根据相关的人口行政记录对户籍人口数据进行统计。

常住人口指不管是否拥有本地户籍，只要经常居住在本地，包括常住该地而临时外出的人口，都属于本地常住人口的范畴。常住人口是国际上进行人口普查时常用的统计口径之一，大多数国家都把居住半年以上作为判别常住人口的时间标准。政府统计部门通过人口普查和抽样调查得到常住人口数据。

4. 北京市已进入老龄化社会，市政府出台的相应养老政策有哪些

按照联合国教科文组织对老龄化社会的定义，一个国家或地区的60岁以上的人口占该国家或地区人口总数的10%或以上，或者65岁以上的人口占该地人口总数的7%或以上。2013年北京市60岁及以上老年人口为283.2万人，占户籍人口的21.5%；65岁及以上老年人口为195.7万人，占户籍人口的14.9%，这些数据都说明北京市已经进入了老龄化社会。

为积极、主动、科学地应对人口老龄化,构建社会养老服务体系,北京市确立了"9064"养老服务模式,即到2020年,90%的老年人在社会化服务协助下通过家庭照顾养老,6%的老年人通过政府购买社区照顾服务养老,4%的老年人入住养老服务机构集中养老〔《北京市民政局、北京市发展和改革委员会、北京市规划委员会、北京市财政局、北京市国土资源局关于加快养老服务机构发展的意见》(京民福发〔2008〕543号)〕。这是根据国内外养老服务发展实践经验,结合本市经济社会发展水平和老年人有效需求,从战略高度确立养老管理和服务的比例结构模型,是社会管理创新范畴中对现有资源合理配置,针对养老需求提出的管理服务阶段性目标。

为切实解决我市养老与助残问题,构建北京市城乡一体化的社会化养老助残服务体系,完善本市"9064"养老服务模式,促进老年人、残疾人共享经济社会发展的成果,按照"政府主导、部门协作、社会参与、个人自愿"的原则,北京市人民政府办公厅转发市民政局市残联关于北京市市民居家养老(助残)服务("九养")办法(京政办发〔2009〕104号),简称"九养"政策。包括建立万名"孝星"和千家为老服务示范单位评选命名制度、建立居家养老(助残)券服务制度和高龄老人补助医疗制度、建立城乡社区(村)养老(助残)餐桌、建立城乡社区(村)托老(残)所、招聘居家服务养老(助残)员、配备养老(助残)无障碍服务车、开展养老(助残)精神关怀服务、实施家庭无障碍设施改造、为老年人(残疾人)配备"小帮手"电子服务器共九项政策。

二、慢性非传染性疾病及相关危险因素

导读：慢性病是影响北京市居民健康的主要问题。2013年北京市居民的主要死亡原因仍为慢性病，前三位死因分别为恶性肿瘤、心脏病和脑血管病，其中恶性肿瘤已连续七年成为北京市的首位死因。正确认识慢性病及其危险因素、改变不良的行为生活方式是慢性病防制的当务之急。本部分从慢性病危险因素分析入手，指导大家如何正确体检、合理膳食、科学运动，构建科学健康生活方式的同时，远离慢性病。

5. 甲状腺癌已成为北京市增长最快的恶性肿瘤，您了解这种疾病吗

近年来北京市乃至全国的甲状腺癌发病率快速增长，2012年北京市甲状腺癌发病率为15.74/10万，比2003年（3.19/10万）上升393.42%，年龄标化后，年平均增长16.92%，这说明甲状腺癌已经成为北京市增长最快的恶性肿瘤，从而引起了社会的广泛关注。面对甲状腺癌发病率的快速增长，我们应该对以下几方面有所了解：

（1）甲状腺癌的病因

1）关于甲状腺癌的危险因素，目前可以确认的有电离辐射，如原子弹爆炸、原苏联切尔诺贝利核泄漏及日本福岛核电站的核泄漏事故等。

2）儿童期接受过放射性的检查以及成人头颈部放射性检查史均可能导致甲状腺癌的发生。

3）对于碘摄入，目前尚未得到一致结论，有研究认为碘的过量摄入能够导致甲状腺乳头状癌的高发，而缺碘则甲状腺滤泡性癌高发；另有研究认为，肥胖是甲状腺癌发生的危险因素。

4）目前导致北京市甲状腺癌发病率快速上升的原因尚不清楚，主流观点认为影像学技术水平的提高及影像学检查的广泛应用是导致甲状腺癌发病率快速上升的主要原因，这种升高并不是由于某种危险因素的客观存在所致，而是一种"虚假"的升高。

综上所述，当前甲状腺乳头状癌的发病率持续增高，不断增长的发病率与稳定的死亡率之间的不一致，这极有可能是过度诊断所致。

（2）甲状腺癌的特点

1）甲状腺癌发病率本身不高，仅占所有肿瘤发病的 3% 左右。虽然近年来发病率的增长速度较快，但是死亡率一直没有明显变化。

2）女性甲状腺癌发病率高于男性，约为男性的 3 倍。

3）甲状腺癌在 30 岁组即进入发病高峰，直至 60 岁开始缓慢下降。

（3）甲状腺癌的治疗和预后

1）甲状腺癌预后较好，北京市甲状腺癌患者 5 年生存率为 90% 左右。

2）全球范围内甲状腺癌发病率的升高主要表现为甲状腺

乳头状癌的增长,且多数是预后较好的 2 厘米以下的乳头状微小癌,5 年生存率约为 97%,仅有很小比例的髓样癌、未分化癌预后差,死亡率高。

3）甲状腺癌患者如果接受甲状腺全切术或部分切除术治疗,会面临喉返神经损伤的风险,同时需要终身服用甲状腺素。甲状腺癌虽然预后较好,但是易复发,部分患者会面临接受二次或者多次手术的风险。

6. 日常饮食中,我们应该怎样预防胃癌

胃癌是消化道常见的恶性肿瘤,在欧美国家发病率较低,而在我们亚洲人中发病率较高。那么,哪些因素跟胃癌发病有关呢？我们在日常生活中又该怎样预防胃癌呢？

“民以食为天”,食物和我们的健康息息相关。中国、日本、韩国等亚洲国家的居民爱吃咸鱼、咸肉和腌制食物,这些食物中含有大量的亚硝胺,这会大大增加胃癌的发病风险;另外,鱼

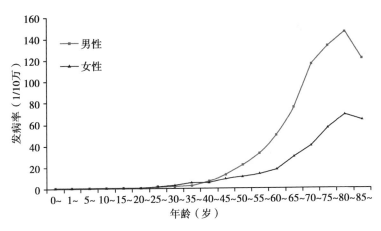

图 1　2012 年北京市户籍居民胃癌年龄别发病率

类、肉类在烧、烤、煎、炸和熏制过程中会产生大量杂环胺类物质,而杂环胺类物质有着明确的致癌作用,所以经常食用煎、炸、熏制食物同样会增加患胃癌的可能性;新鲜蔬菜和水果是有助于预防胃癌的,因此那些很少吃新鲜蔬菜和水果的人相比之下更容易患胃癌;此外,暴饮暴食、常吃烫食和粗糙食物也会增加胃癌的发病风险。

除了不良的饮食习惯之外,吸烟、饮酒也是导致胃癌发病的"刽子手"。另外,有些疾病状态也跟胃癌密切相关,比如幽门螺杆菌感染、慢性胃溃疡、长期胃食管反流、胃息肉、萎缩性胃炎或曾做过胃切除术的人都是胃癌的高危人群。

针对上述危险因素,我们建议大家从以下几个方面预防胃癌:

(1)改变不良饮食习惯:少吃盐腌和煎、炸、烧、烤制食物;多选用炒、蒸、馏、煮的方式烹制食物;用冰箱保存食物,并定期查阅保质期,及时清理;多吃新鲜蔬菜水果;不吃烫食,不暴饮暴食,少吃粗糙食物;不吃霉变食物、剩菜、隔夜菜;远离烟和酒;采取分餐制,避免幽门螺杆菌通过食物和唾液传播。

(2)积极治疗各种胃部慢性疾病:建议经常胃部不适、消化不良的患者,尽早到医院就诊,可遵医嘱做个"呼气试验"或胃镜检查,如果显示有幽门螺杆菌感染或有胃部炎症,要在医生的指导下进行药物治疗;长期胃食管反流的患者要适当用药、定期检查;慢性胃溃疡、慢性胃炎、胃息肉患者,要做系统治疗,并做胃镜复查是否痊愈。

(3)重视胃癌的早诊早治:跟我们的邻国日本和韩国相比,中国胃癌的早诊率偏低,不足20%。也就是说,我国80%的胃癌在发现时已经是中晚期了,延误了治疗的最佳时期。早期胃癌往往没有明显症状,有的人仅有轻度消化不良,常常被忽视。

如果条件允许,我们建议 40 岁以上的人群都应该做一次胃镜检查,但我国人口众多,经济发展不均衡,目前尚不能达到日本那样,对全体 40 岁以上人群进行胃癌的普查,所以建议那些年龄在 40~69 岁之间,有胃癌家族史、长期反复有胃反酸或胃烧灼感、慢性胃溃疡、萎缩性胃炎、胃息肉、胃部分切除术后或胃肠上皮化生的胃癌高危人群,应每 1~5 年做一次胃镜检查,实现胃癌的早发现、早诊断、早治疗。

7. 癌症与空气污染有关系吗

我们知道,空气污染不仅会引起呼吸道炎症、哮喘等呼吸系统疾病,也危害着我们的心血管系统,除此之外,有一个问题是百姓更为关心的——癌症与空气污染有关系吗?

一般而言,室外空气污染可分为污染气体和悬浮物,常见污染气体有二氧化硫(SO_2)、氮氧化物(NO_X)、一氧化碳(CO)和碳氢化合物等。而悬浮物中目前较受关注的是直径≤10 微米的可吸入颗粒物(PM_{10})和直径≤2.5 微米的细颗粒物($PM_{2.5}$),$PM_{2.5}$ 比 PM_{10} 的粒径更小,具有更强的穿透力,可以通过肺泡进入血液;而且它的比表面积更大,可吸附大量有毒有害物质,如重金属污染物铅、锌、砷、镉等,还会吸附多环芳烃,这是一种致癌性很强的有机污染物。

2013 年 10 月,WHO 下属的国际机构癌症研究中心(IARC)发布报告称,室外空气污染已被列入"1 类致癌物",并且指出"有充分证据表明,暴露于室外空气污染可导致肺癌,也会增加膀胱癌发病风险"。同时,室外空气污染也是癌症死亡的重要环境因素,2010 年一项最新的研究数据表明,世界范围内有 22.3 万肺癌死亡病例是由空气污染造成的。

除了室外空气污染,室内空气污染的影响也不容忽视。在室内吸一支烟产生的$PM_{2.5}$可能比室外环境还要高很多,中国疾病预防控制中心控烟办公室的一项研究显示,在一个35平方米的封闭房间里,当吸烟者点燃第一支烟,$PM_{2.5}$在10分钟内从200微克/立方米以下快速升至400~800微克/立方米;点燃第二支烟,$PM_{2.5}$将最高升至1400~1500微克/立方米;点燃第三支烟,该数字将最高升至1600~1700微克/立方米,远远超过室外$PM_{2.5}$"爆表"的数值。除了二手烟,室内装修污染、厨房油烟等,同样是导致肺癌的"隐形杀手"。

空气污染和癌症发病与死亡密切相关,所以远离烟草、治理雾霾、减少厨房油烟吸入、减轻室内装修污染,对于癌症、尤其是肺癌的预防来说都至关重要。建议大家雾霾天气不要开窗通风,尽量减少外出活动,在室外戴好防护口罩;室内环境要坚决杜绝二手烟;烹饪时勿使油温过高,开足抽油烟机排气;装修时应选用环保装修材料并加强居室通风。呼吸健康的空气,才能拥有健康的身体。

8. 癌症与精神心理因素有关系吗

研究发现,人的情绪和心理与癌症发生、发展有着密切关系。很多癌症病人的生活经历存在以下特点:①童年时期内心的孤独,与周围环境孤立,和父母关系紧张或存在敌意;②中青年时期面临工作和生活的压力,人际关系不协调,长期情绪低落;③近来有一些突发生活事件的打击,如丧偶、近亲死亡、疾病、离婚、失恋、失业、经济状态的改变、暴力事件等。各种不良生活事件,激起内心无法排解的悲哀、愤怒和抑郁,如果这种负性情绪长期得不到疏泄,就会造成机体免疫力的下降,为癌细胞生长扩增提供"温床"。

对于自己的不良情绪,我们不要一味压抑,而是要进行疏导和调节,比如多参加集体活动,结交开朗豁达的朋友,向周围的人表达自己内心的需求和想法,积极进行体育运动、练瑜伽、打太极、听音乐、到大自然中散心等等,如果通过自我调节不能很好缓解,还可以寻求心理医生的帮助,评估我们的情绪、心理状况,得到专业的建议和针对性的干预。

9. 现阶段癌症是否可以用疫苗预防

现阶段绝大多数癌症是不能直接通过接种疫苗预防的,但是某些癌症是由病毒感染引起的,如果我们接种针对该种病毒的疫苗,就能抵抗病毒感染从而达到预防癌症的目的。

以肝炎病毒为例,这个大家族中有甲型(HAV)、乙型(HBV)、丙型(HCV)、丁型(HDV)和戊型(HEV)肝炎病毒五种,甲型和戊型肝炎为急性肝炎,不会发展成慢性,也不引起肝硬化,而且得过病后就有了终身免疫力。而乙型和丙型肝炎则不那么简单,它们不仅会转为慢性,时间长了还会引起肝硬化,有一部分肝硬化病人最终发展为肝癌。在我国,肝癌的主要元凶是乙型肝炎,所以我国不仅是乙肝大国,还是肝癌大国,每年新发的肝癌病例占全球的 50% 以上。接种乙肝疫苗可以减低乙型肝炎的发病风险,进而起到预防肝癌的作用,而丙肝病毒感染目前尚没有疫苗可以预防。

接下来,让我们来了解一下宫颈癌和人乳头状瘤病毒(HPV)。HPV 被认为是导致宫颈癌发病的罪魁祸首和必要条件。HPV 根据致病力的不同分为低危型、高危型,低危型 HPV 主要导致扁平湿疣类病变和低度上皮内瘤样病变(CIN Ⅰ);而高危型主要导致高度上皮内瘤样病变(CIN Ⅱ~Ⅲ)和宫颈癌,其中与宫颈癌关系最大的是 HPV 16 和 HPV18(人乳头状瘤病毒 16 型和18 型),约有 70% 的宫颈癌是由这两种型的 HPV 引起的。HPV

主要是通过性传播,所以在 18~30 岁性行为活跃的女性人群中,HPV 感染很常见。有专家推测约 80% 的女性一生中都感染过HPV,但这种感染常常是短暂的,一般 7~12 个月后病毒就会被自然清除掉,一小部分免疫功能较低下的女性无法清除体内的HPV,造成持续感染,部分人发生癌前病变,其中又有少部分人最终发展为宫颈癌。

2006 年 HPV 疫苗 Gardasil 问世,并获得美国食品药品监督管理局(FDA)的上市批准,这是一种四价疫苗,主要用于预防高危型 HPV16 和 HPV18 感染所导致的宫颈癌和低危型 HPV6、HPV11 感染引起的生殖器疣,接种人群为 9~26 岁的女性和男性;2007 年,美国的另一家医药公司针对 HPV16 和 HPV18 的二价疫苗 Cervarix 上市,该疫苗被批准用于 9~25 岁的女孩和年轻女性,在某些国家和地区,该疫苗的适用范围调整至 10~45岁的女性。目前全世界范围内有 100 多个国家和地区都已在临床使用宫颈癌疫苗,包括中国的港澳台地区,而在中国大陆地区,HPV 疫苗仍处于临床试验阶段,预计在不久的将来将上市应用。

10. 定期体检对癌症的早期发现有哪些好处

很多时候,肿瘤早期是没有任何症状的,即使有,也并不特异,很容易跟其他疾病混淆,不足以引起大家的重视,当确诊为癌时,往往已到了中晚期。

所以,癌症防治强调一个"早"。我们要走在时间的前面,在疾病来袭前,就做好以下两件事:一是选择健康的生活方式,远离致癌因素;二是定期体检,实现早发现、早诊断、早治疗,把健康损失降到最小,而肿瘤的高危人群更是要定期做针对性的检查,才能发现癌瘤的蛛丝马迹,把癌扼杀在萌芽期。

一般情况下,不同性别、年龄的人群体检项目不同,体检所针对的目标疾病也影响着检查项目的选择。防癌体检不同于普通体检,它以发现癌症为目标,设置了一些针对性的检查。专家建议:在医疗、经济条件允许的情况下,一般人群可每年做一次防癌体检,检查项目包括(表1):

表1　癌症筛查推荐项目

检测项目	女性		男性	
	<45 岁	≥45 岁	<50 岁	≥50 岁
体格检查	妇科检查 外科检查	妇科检查 外科检查	— 外科检查	— 外科检查
影像学检查	甲状腺超声 乳腺超声 肝胆胰脾肾超声 盆腔超声 正侧位胸片	甲状腺超声 乳腺超声 肝胆胰脾肾超声 盆腔超声 正侧位胸片 钼靶	甲状腺超声 — 肝胆胰脾肾超声 — 正侧位胸片	甲状腺超声 — 肝胆胰脾肾超声 膀胱超声 正侧位胸片
血液检查	全血细胞分析五分类 生化全项 AFP+CEA —	全血细胞分析五分类 生化全项 AFP+CEA —	全血细胞分类 生化全项 AFP+CEA —	全血细胞分析五分类 生化全项 AFP+CEA PSA
便检	潜血试验	潜血试验	潜血试验	潜血试验
尿检	尿分析十项	尿分析十项	尿分析十项	尿分析十项
其他	TCT 或巴氏涂片	TCT 或巴氏涂片	—	—

(1) 45 岁以下女性:血、尿、便常规,血液生化全项,外科检

查和妇科检查,甲状腺、乳腺、腹部、盆腔超声,正侧位胸片,宫颈 TCT 检查或巴氏涂片,血清肿瘤标志物 AFP(甲胎蛋白)和 CEA (癌胚抗原)检测。

(2) 45 岁以上女性:在(1)的基础上,加做乳腺钼靶检查。

(3) 50 岁以下男性:血、尿、便常规,血液生化全项,外科检查,甲状腺、腹部超声,正侧位胸片,血清肿瘤标志物 AFP 和 CEA 检测。

(4) 50 岁以上男性:在(3)的基础上,加上膀胱超声和血清肿瘤标志物 PSA(前列腺特异抗原)检查,如果父系有前列腺癌病史,则 40 岁以上就要加做 PSA 检查。

11. 对于不同癌症的高危人群,应做哪些针对性检查

(1) 肺癌高危人群:年龄在 50~69 岁,且平均每天吸烟包数 × 烟龄≥20(包·年)的居民为肺癌高危人群,每年应做 1 次胸部低剂量螺旋 CT 检查,同时在其他的体检项目中取消胸片检查。

(2) 胃癌的高危人群:年龄在 40~69 岁之间,有胃癌家族史、长期反复有反酸或胃烧灼感、慢性胃溃疡、萎缩性胃炎、胃息肉、胃部分切除手术后或胃肠上皮化生的人群,为胃癌的高危人群,应每 1~5 年做 1 次胃镜检查。

(3) 大肠癌高危人群:年龄 40~69 岁,大便潜血检查阳性、一级亲属(父母、子女及亲兄弟姐妹)有结直肠病史或者本人有癌症史或肠息肉史的居民均是大肠癌的高危人群,每年应做 1 次肠镜检查。

(4) 肝癌高危人群:年龄在 40~69 岁,有 5 年以上乙肝病毒携带史或乙肝患者、丙肝患者、有肝癌家族史、肝硬化患者或多年嗜烟酒者等,建议每半年就要进行 1 次血清 AFP 检测和肝脏

超声相结合的检查。

（5）乳腺癌高危人群：35 岁以上生第 1 个孩子或仍未育，一级亲属（母亲或亲姐妹）在 50 岁以前患乳腺癌；两个或两个以上一级或二级亲属（母亲、亲姐妹、祖母、外祖母、姑、姨）在 50 岁以后患乳腺癌或卵巢癌；本人有过一侧乳腺癌病史或经乳腺活检证实为重度不典型增生或导管内乳头状瘤病。上述符合 1 条即为乳腺癌高危人群。建议高危人群在 45 岁前每年做 1 次乳腺 B 超检查；若年龄在 45 岁及以上，则需要每年做 1 次乳腺 B 超检查和乳腺钼靶检查（与一般人群的防癌体检项目类似），或在医生的指导下调整检查的频率或加做其他辅助检查。

12. 什么是脑卒中

表 2　2012 年北京市脑卒中住院病例情况

分类	病例数	平均年龄（岁）	病死率（%）
脑梗死	61 907	68.5	2.2
脑出血	7544	62.8	10.4
蛛网膜下腔出血	1166	61.0	12.1

2013 年北京市户籍人口脑血管病死亡率为 131.98/10 万。脑血管病为第三位死因，占总死亡的 21.53%，脑卒中是严重影响人类健康的主要疾病之一，那么脑卒中到底是一种什么样的疾病呢？

脑卒中是指各种原因导致脑血管损害而引起的脑组织病变，临床上表现为一过性或永久性脑功能障碍导致的症状和体征。由于其发病急、来势凶、变化快，又有"脑血管意外"之称。民间则把这一类病症称为"半身不遂"，传统医学称其为

"中风"。

正常情况下,心脏把血液泵入血管到达脑动脉,脑动脉又逐渐分支成为小动脉,最后分成很细的血管,即毛细血管。毛细血管壁很薄,氧气和营养物质可由此进入脑细胞内。当血管突然破裂或阻塞时,血流中断,血管远端的脑细胞供氧停止,细胞逐渐坏死,即发生了脑卒中。该病多表现为突然发生的脑部受损征象,如突发肢体偏瘫、麻木、嘴歪、语言障碍、意识不清等。

如果由于脑供血动脉闭塞,使该动脉供血区的脑组织得不到血液当中的氧气和营养物质而坏死,这种疾病称为缺血性卒中,也称脑梗死,约占急性脑血管病的80%;如果脑供血动脉破裂,血液进入脑内和脑周围间隙中,脑细胞得不到正常血管内运输的氧气和营养供应而发生坏死,这种疾病称为出血性卒中,约占急性脑血管病的20%。根据出血部位不同,发生在脑组织内的出血称为脑内出血,简称脑出血;发生在脑组织周围间隙比如蛛网膜下腔的出血称为蛛网膜下腔出血。

13. 如何及早识别脑卒中

抢救缺血性脑卒中,时间至关重要。目前认为应在3小时治疗时间窗内进行及时有效的缺血再灌注和脑保护等抢救治疗,称为超早期治疗。早期有效灌注,可以防止复发和并发症,最大限度地康复神经,并能改善患者的预后,因此早期发现患者临床表现并且及时转送到医院救治显得尤为重要。

(1)脑卒中的早期表现

1)症状突然发生(脑梗死通常是早晨睡醒后发现肢体活动不灵;脑出血、蛛网膜下腔出血通常是在活动状态下发病)。

2)表现身体一侧或双侧,上肢、下肢出现无力、麻木、笨拙、沉重或瘫痪。

3）一侧面部麻木或口角歪斜。

4）双眼向一侧凝视。

5）单眼或双眼突发视力模糊，或视力下降，或视物成双。

6）发声不清、言语表达困难或理解困难，饮水呛咳。

7）头晕，视物旋转、失去平衡，或任何意外摔倒，或步态不稳。

8）突然出现既往少见的严重头痛。

（2）脑卒中的早期识别方法：脑卒中的早期识别至关重要，下面是识别脑卒中的简易方法。

1）让患者微笑一下：如患者微笑的时候面部不对称，一侧不能微笑，提示患者面瘫，是脑卒中的常见临床症状之一。

2）让患者双手平举保持 10 秒：如果患者卧位时上肢水平 45 度抬举无法坚持 10 秒而下降或坠落，或下肢水平抬举 30 度无法坚持 5 秒而下降或坠落者视为肢体力弱。

3）让患者说一句较长的话：如果说时有困难或者找不着词或者家属理解困难，提示有语言障碍。

4）当具有脑卒中危险因素（例如高血压、心脏病、糖尿病、高血脂等）的人出现上述表现时，高度怀疑脑卒中，应立即送往医院救治。

14. 脑卒中发生的危险因素有哪些

脑卒中的危险因素分为可干预与不可干预两种。

（1）可干预的危险因素指可以控制或治疗的危险因素。包括：

1）高血压：高血压是公认的脑卒中最重要的独立危险因素之一。脑血管疾病的发生与收缩压、舒张压和平均动脉压呈直线关系。大约60%的脑卒中患者是由高血压病所致。高血压人群的脑卒中危险性是正常人群的3~6倍。国内有研究显示：在控制了其他危险因素后，收缩压每升高10毫米汞柱，脑卒中发病的相对危险增加49%，舒张压每增加5毫米汞柱，脑卒中发病的相对危险增加46%。

2）糖尿病：是脑卒中最常见的独立危险因素之一。糖尿病患者发生缺血性脑卒中的危险性是普通人群的2~3倍，而且糖尿病也是脑梗死病人预后不良和复发的危险因素，糖尿病患者6个月预后不良结局是非糖尿病患者的1.23倍。

3）高脂血症：大量研究已经证实血清总胆固醇(TC)、低密度脂蛋白(LDL)升高，高密度脂蛋白(HDL)降低与心脑血管病有密切关系。长期血脂高，大量脂类物质蛋白，在血浆中降低血液流速，并通过血管内皮进入血管壁内，经氧化和吞噬后形成泡沫细胞，不断地增多、融合，构成了动脉粥样硬化斑块的脂质核心，形成血管动脉粥样硬化，血管腔内变窄，从而引起脑血管内血流量变小，造成脑组织缺血。

4）肥胖：肥胖人群易患心脑血管病已有不少研究证据。这与肥胖导致高血压、高血脂、高血糖是分不开的。

5）心脏病：各种心脏病，如心房纤颤、感染性心内膜炎、心瓣膜病、急性心肌梗死均可引起脑血管疾病。风湿性心脏病二尖瓣狭窄，左心房扩大，可导致心脏血流缓慢、淤滞，易使血液凝固和血栓形成。当血流不规则或心房纤颤时，这种附壁血栓容易脱落形成栓子，发生脑栓塞。细菌性心内膜炎由于内膜或内膜下病变，细菌常附着在内膜上繁殖，与血小板、红细胞、血红蛋白等集结成细菌性赘生物，脱落后随血液进入颅内，也可发生脑栓塞。心肌梗死时，心房和心室内膜可受到损伤，而受伤的内膜易发生附壁血栓，在心房纤颤等因素的作用下，血栓脱落形成栓子，也常造成脑栓塞。在脑卒中患者中，大约有20%的缺血性脑卒中患者为心源性。

6) 短暂性脑缺血发作(TIA):是脑卒中的重要预警信号。发病 90 天内卒中风险高达 10%~20%,发病 1 周内卒中风险最高。30% 的脑梗死患者在发病前曾有过 TIA 的病史,或 33% 的 TIA 患者迟早要发展或再发生完全性卒中。

7) 颈动脉狭窄:是缺血性脑卒中的潜在性的危险因素。当狭窄程度加重或斑块栓子脱落顺着血流移动到远端或发生血流动力学改变时,则可发生缺血性脑卒中。

8) 脑血管疾病史:曾患过脑卒中者的复发率明显升高。

9) 吸烟:是最需要预防的危险因素之一。吸烟对机体产生的病理生理作用是多方面的,主要影响全身血管和血液系统,如加速动脉硬化、升高纤维蛋白原水平、促使血小板聚集、降低高密度脂蛋白水平等。吸烟导致脑血管疾病的危险性与吸烟的量成正比,最高可达不吸烟人群的 6 倍。戒烟后 2 年,卒中的危险性即大幅度下降;5 年后与不吸烟人群已无明显差异。

10) 酗酒:也是最需要预防的危险因素之一。长期大量饮酒可引起脑动脉硬化或颈动脉粥样硬化,最终导致脑血管疾病的发生。国外有研究认为饮酒和缺血性脑卒中之间呈"J"形曲线关系,即与不饮酒者相比,每天喝酒 2 个"drink"(1 个"drink"相当于 11~14 克酒精含量),每周饮酒 4 天以上对心脑血管可能有保护作用。也就是说,男性每天喝白酒不超过 50 毫升(1 两,酒精含量 <30 克),啤酒不超过 640 毫升,葡萄酒不超过 200 毫升(女性饮酒量需减半)可能会减少心脑血管病的发生。而每天饮酒大于 5 个"drink"者发生脑梗死的危险性明显增加。

(2) 不可干预的危险因素系指不能控制和治疗的危险因素。包括:

1）年龄：是最重要的独立危险因素。如55岁以后，每增加10岁，脑血管疾病发病率增加1倍以上。

2）遗传：家族中有脑血管疾病的子女发生脑血管疾病的可能性明显升高。

15．如何预防脑卒中

预防首先要改变或去除可干预的危险因素，包括改变生活方式和治疗基础病。最常见的措施包括戒烟、限酒、控制体重、适量运动、抗血小板聚集、降压、降脂、降糖、合并房颤给予抗凝、颈动脉介入等。

脑卒中预防的六个原则：①控制已经存在的危险因素：高血压、糖尿病和高脂血症；②积极、适度的体育锻炼：每周三次，每次30分钟以上，心率增加10次以上；③健康饮食、控制体重、避免肥胖；④限制酒精摄入；⑤戒烟；⑥认识卒中早期症状，知晓如何采取行动。

脑卒中预防强调早发现、早诊断、早治疗。脑卒中的复发相当普遍，卒中复发导致患者已有的神经功能障碍加重，并使死亡率明显增加。研究表明，5年内有30%的人出现卒中复发。首次卒中后6个月内、尤其第一周是卒中复发危险性最高的阶段，所以在脑卒中首次发病后应尽早开展预防工作。

16．我们应该如何平衡膳食来预防慢性病

膳食、营养与慢性病有着密切的关系。引起慢性疾病的原因很多，不良的膳食习惯和不均衡的营养，是促成各种慢性病发生的重要原因之一。如以高能量、高脂肪、高蛋白、低纤维的动物性食物为主的膳食结构，易产生营养过剩，造成肥胖、高血

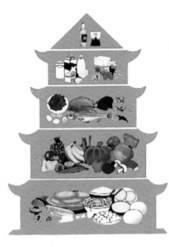

油25~30克
盐6克

奶类及奶制品300克
豆类及豆制品30~50克

畜禽肉类50~75克
鱼虾类75~100克
蛋类25~50克

蔬菜类300~500克
水果类200~400克

谷类薯类及杂豆
250~400克
水1200毫升

图2 《中国居民膳食指南》平衡膳食模式示意图

脂、高血压、冠心病和糖尿病的增加;以植物性食物为主的膳食结构,易造成居民营养缺乏,蛋白质、热能不足,体重偏低、体质下降。随着经济水平的提高和物质生活的丰富,本市居民的饮食习惯趋向于西方,在外就餐偏多,食用快餐的频次增多,导致我市居民的膳食营养状况逐渐过剩,加速了肥胖、高血压、糖尿病等慢性病的发生。因此,平衡膳食、合理营养,是防治慢性病的根本措施。

　　平衡膳食不是固定不变的,每个人可以根据自己的身体状况、运动情况、膳食特点等进行灵活调整,可以用膳食宝塔来指导我们的日常饮食。首先,膳食宝塔所建议的各类食物的摄入量是一个平均值和比例,具体到某个人,平均值是个参考,更重要的是我们每天膳食中最好能包括宝塔中的各类食物,且各类食物的比例应基本与宝塔一致。即使我们不能做到每天都按宝塔规定的吃,也应该在一段时间内能达到宝塔各层食物的种类和大致比例。比如宝塔规定每天吃75~100克鱼虾,我们可以改为每周吃 2~3 次,每次 200~300 克。另外,宝塔建议的食物摄入量都是指食物可以食用部分的生重,且宝塔的每层食物是指一类食物的总量,而不是某一具体食物的重量。比如建议每天吃 500 克蔬菜,可以是 100 克西红柿 +200 克油菜 +200 克茄子,也可以是 150 克黄瓜 +150 克扁豆 +200 克白菜等。

17. 居民健康饮食的基本原则有哪些

平衡膳食需遵循以下十个原则:
(1) 食物多样,谷类为主,粗细搭配。
(2) 多吃蔬菜、水果和薯类。
(3) 每天吃奶类、大豆或其制品。
(4) 常吃适量的鱼、禽、蛋和瘦肉。
(5) 减少烹调油用量,吃清淡少盐膳食。
(6) 食不过量,天天运动,保持健康体重。
(7) 三餐分配要合理,零食要适当。
(8) 每天足量饮水,合理选择饮料。
(9) 如饮酒应限量。
(10) 吃新鲜卫生的食物。

18. 为什么要多吃新鲜蔬菜和水果

蔬菜水果是维生素、矿物质、膳食纤维和植物化学物质的重要来源,水分多、能量低。富含蔬菜和水果的膳食对保持身体健康,保持肠道正常功能,提高免疫力,降低患肥胖、糖尿病、高血压等慢性疾病的风险具有重要作用,因此,各国膳食都强调增加蔬菜和水果的摄入种类和数量。我国居民膳食指

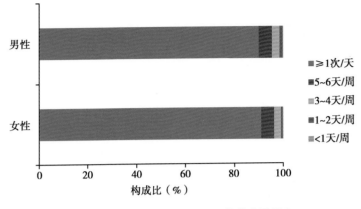

图 3　2011 年北京市常住居民蔬菜食用频率

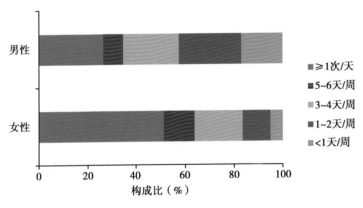

图 4　2011 年北京市常住居民水果食用频率

南推荐成年人每天吃蔬菜 300~500 克, 水果 200~400 克; 要求餐餐有蔬菜、每天吃水果。而 2013 年度北京市白皮书显示, 我市男性每天食用蔬菜的比例为 89.9%, 女性为 91.0%, 表明还有 10% 左右的居民不能保证每天食用新鲜蔬菜; 同时, 每天食用水果的比例更低, 男性仅为 26.4%, 女性也只有 51.4%。目前的现况提示我们, 我市居民还应进一步增加新鲜蔬菜和水果的摄入频次,并保证达到推荐量,以显现蔬菜和水果对身体的健康效应。

19. 在饮食中如何选择和搭配新鲜蔬菜

蔬菜的品种很多,不同蔬菜的营养价值相差很大,只有不同品种蔬菜合理搭配,才有利于健康。因此,《中国居民膳食指南》建议,每天应摄入 300~500 克的多种蔬菜。首先尽量选择新鲜和应季蔬菜,以免储存时间过长,造成一些营养物质的流失。另外在条件允许的情况下,尽可能选择多种蔬菜食用。鉴于深色蔬菜的营养优势,应特别注意摄入深色蔬菜,使其占到蔬菜总摄入量的一半,如深绿色的(菠菜、油菜等)、红色的(西红柿等)、橘红色的(胡萝卜、南瓜等)和紫红色的(红苋菜、紫甘蓝等)蔬菜;还要注意增加十字花科蔬菜(西蓝花、卷心菜等)、菌藻类(香菇、木耳等)食物的摄入。腌菜和酱菜含盐较多,维生素损失较大,应少吃。吃马铃薯、芋头、莲藕、山药等含淀粉较多的蔬菜时,要适当减少主食,以避免能量摄入过多。

20. 蔬菜和水果能否相互替代

尽管蔬菜和水果在营养成分和健康效应方面有很多相似之处,但它们是两类不同的食物,营养价值各有特点,因此,是不能互相替换的。

蔬菜品种远远多于水果,而且多数蔬菜(特别是深色蔬菜)的维生素、矿物质、膳食纤维和植物化学物质的含量高于水果,故水果不能代替蔬菜。

水果可补充蔬菜摄入的不足,水果中的碳水化合物、有机酸和芳香物质比新鲜蔬菜多,而且,水果食用前不用加热,其营养成分不受烹调因素的影响,所以,蔬菜也不能代替水果。

21. 每天摄入奶制品有什么好处

　　奶类营养成分齐全,组成比例适宜,容易消化吸收。奶类除含丰富的优质蛋白质和维生素外,含钙量较高,而且钙、磷比例比较合适,还有维生素 D、乳糖、氨基酸等促进钙吸收的因子,吸收利用率高,是膳食优质钙的主要来源。中老年人喝奶可以减少其骨质丢失,有利于骨健康。建议每人每天喝奶 300 克或相当量的奶制品,如酸奶、奶酪、奶粉等。对于有高血脂和超重肥胖倾向者,应选择低脂、脱脂奶及其制品。

　　全脂奶的脂肪含量为 3% 左右,低脂奶脂肪含量为 0.5%~2%,脱脂奶中脂肪含量低于 0.5%。脱脂奶和低脂奶大大降低了脂肪和胆固醇的摄入量;同时又保留了牛奶的其他营养成分,如蛋白质、钙等,因此,脱脂奶或低脂奶适合于肥胖人群,以及高血脂、心血管疾病和脂性腹泻患者等要求低脂膳食的人

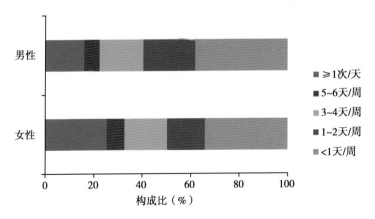

图 5　2011 年北京市常住居民奶及奶制品食用频率

群,也适合于每天喝奶较多的人群。

22. 各类食物每天吃多少合适

我国居民膳食指南中把平衡膳食的原则转化成各类食物的重量,并以"平衡膳食宝塔"的形式显示出来。我们可以参照"宝塔"了解不同种类膳食的摄入量和摄入比例。

"宝塔"分五层,谷类食物位居底层,每人每天应该吃250~400克,并注意增加玉米、红薯等粗粮的摄入;蔬菜和水果居第二层,每天应分别吃 300~500克蔬菜和 200~400克水果;肉、鱼、蛋等动物性食物位于第三层,每天应该吃 125~225 克(其中畜禽肉 50~75 克,鱼虾类 75~100 克,蛋类 25~50 克);奶类和豆类食物居第四层,每天应吃相当于 300克鲜奶的奶类及奶制品和相当于 30~50 克干豆的大豆及豆制品,如鲜奶、酸奶、豆腐、豆浆、豆制品等。第五层塔顶是烹调油和食盐,每天烹调油不超过 30 克,食盐(包括酱油、黄酱、味精等调味品中的盐)不超过6 克。

确定每天不同种类食物的摄入量还有一个相对简单的方法,就是以自己的拳头作为"衡量工具",来估计一天中各类食物的合理进食量,即"十个拳头"原则。具体是:

一拳的肉类不超过,鱼禽蛋肉别太多。

两拳的谷类必须有,粗粮薯类加杂豆。

两拳的奶豆要保证,骨骼牙齿才坚硬。

五拳的果菜不能少,通肠降脂有营养。

总量的十拳最合理,别忘各自有比例。

莫因嘴馋吃得过量,均衡搭配促健康。

23. 为什么要提倡人们多吃粗杂粮? 孩子可以吃吗

　　我们平时吃的碾磨加工程度高的精白米、白面称为细粮,除细粮以外的谷类及杂豆称为粗杂粮,包括小米、高粱、玉米、荞麦、燕麦、薏米、红小豆、绿豆、芸豆,以及加工精度低的糙米、全麦粉等。粗杂粮中的营养成分在加工中损失的少,所以与细粮相比,营养素更全面均衡,如小米中的铁、钙是大米的3~4倍,燕麦片含有丰富的膳食纤维,颜色较深的谷物胡萝卜素含量也更多,另外,粗杂粮相比于细粮,其所含膳食纤维高、碳水化合物低的特点,也更适合肥胖、高血糖、高血脂的人群食用。因此,建议普通人群每天食用至少50克的粗杂粮。

　　对于孩子来说,同样提倡膳食不要过于精细,要吃点粗杂粮,可以通过粗粮细作、粗细搭配来增加孩子对粗杂粮的摄入。但由于孩子的消化功能尚未发育健全,食用过多的粗杂粮会加重胃肠负担,影响营养素的吸收,因此在食用频率和食用量上可比成人减少。

24. 深色蔬菜有哪些,为什么要多吃深色蔬菜

　　常见的深色蔬菜有:深绿色蔬菜——菠菜、油菜、空心菜、芥菜、西蓝花、韭菜、茼蒿、小葱等;红色、橘红色蔬菜——西红柿、胡萝卜、南瓜、红辣椒等;紫红色蔬菜——红苋菜、紫甘蓝等。《中国居民膳食指南》建议每天蔬菜的食用量是300~500克,而且最好其中的一半,即150~250克是深色蔬菜。深色蔬菜的营养价值一般优于浅色蔬菜。而2010—2012年北京市居民营

养与健康状况监测结果显示,居民人均每日蔬菜类的摄入量是296 克,其中深色蔬菜仅为 90 克,与《中国居民膳食指南》建议相差很多。

为什么我们要多食用深色蔬菜呢? 首先因为蔬菜含有丰富的维生素和矿物质,如维生素 C、维生素 B_2、胡萝卜素、叶酸、钙、磷、铁、钾等,此外,蔬菜还是膳食纤维、植物化学物质的重要来源,其所含的能量又很低,所以蔬菜还有控制体重、防癌、抗氧化等作用。而蔬菜的营养与其颜色有关,一般来说深色蔬菜的营养价值高于浅色蔬菜,如深色蔬菜含有多种色素物质,像叶绿素、叶黄素、番茄红素、花青素等,这些物质具有保护视力、延缓衰老、预防心血管疾病、防癌、抗氧化、调节免疫力等多种作用。此外,即便是同一种营养物质,在深色蔬菜中的含量也高于浅色蔬菜,因此建议大家注意在膳食中增加深色蔬菜的摄取。

25. 如何控制植物油的摄入

2010—2012 年北京市居民营养与健康状况监测结果显示,北京市居民人均每日植物油的摄入量是 36.2 克,高于《中国居民膳食指南》的推荐量(25~30 克 / 天)。近些年来,随着生活水平的提高和膳食结构的改变,人们已逐渐认识到动物油中含有较多的饱和脂肪酸,摄入过多会增加血液中胆固醇的含量,使血管硬化,失去弹性,增加患心脑血管疾病的风险,因而人们在日常膳食中动物油脂的摄入已大大下降。那么为了增加菜肴的香味,植物油是不是可以多吃些呢? 其实植物油同样不可以食用过多,原因是植物油中虽然不含胆固醇,但同样含有脂肪酸,也是属于高能量食物,长期过量食用,一样会导致超重、肥胖及高血压、高脂血症等慢性疾病。因此,大家还要注意减少植物油的摄入,尤其是对于已患有慢性疾病及有患病风险的高危人群。另外,由于不同的植物油,其饱和脂肪酸、单不饱和脂肪酸、多不饱和脂肪酸的比例不同,对人体健康的影响也不一样,因此建议大家可更替食用。

26. 油脂摄入量偏多会危害健康,那么是不是一点油都不吃就健康了呢

众所周知,油脂摄入量过多会危害健康,但是一点油不吃同样不利于健康。

首先,脂肪是人体的重要组成成分,它保护着我们的内脏,并能帮助身体维持体温恒定;另外,脂类还是构成大脑、神经系统的主要成分,并且和人类的生育能力有重要关系;脂肪是脂溶性维生素吸收利用的载体,同时食用油还是我们获取维生素 E 和必需脂肪酸亚油酸、亚麻酸的主要来源。从烹调方式上看,食物经过油脂烹调,改善了口味,便于消化吸收,还能促进食欲和抗饥饿。因此,食用油也是人类必需的一类食物,只是要注意摄入的量,每人每天摄入量应控制在 25~30 克为宜。

27. 什么是静态行为? 对健康有什么影响

静态行为是指除了睡觉以外,以坐、靠或躺等姿势进行的工作、学习、娱乐等活动。社会的进步及科技的发展使人们的身体活动内容发生了很大的变化,体力劳动和家务劳动的能量消耗逐渐减少,开车、坐车、电动车等体能消耗低的出行方式越来越普及,最终导致静态行为的时间不断增多。根据 2011 年北京市慢性病及其危险因素的监测结果显示,18 岁以上城区居民平

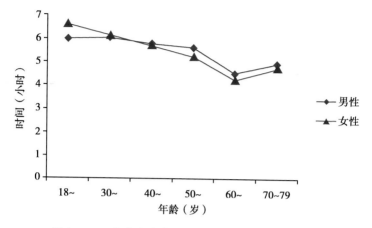

图6　2011年北京市常住居民平均每日静态行为时间

均每天静态行为时间为5.5小时,郊区居民为6.0小时;男性、女性平均每天静态行为时间相近,均为5.7小时;各年龄段静态行为时间均高于全国平均水平,且年龄越小,静态行为时间越长。

累计超过4小时的静态行为是慢性病的一个独立危险因素,对健康的危害会逐渐显现,以看电视为例,无论男性还是女性,如果看电视时间增加,活动时间减少,体重和腰围就会增加,血压也会呈现上升的趋势。目前,不仅成人,青少年也面临着它的危害,研究显示,青少年每天看电视2小时以上就可能导致锻炼不足、自卑、社交能力过低,甚至学习成绩下降。相反,静态行为的减少则有助于体重的控制和身体素质的全面提升。

生活中,我们应如何减少静态行为呢? 首先,要有意识的增加身体活动,谨记"锻炼就比不锻炼强";第二,减少坐着的时间或工作一定时间后适当运动;第三,在公共和工作场所,可以通过减少休息座位或增高座椅高度的措施,强制人们减少其静态行为时间。

28. 如何根据年龄确定适宜的活动量

全球范围内,由高血压、烟草使用和高血糖导致的死亡分别占 12.8%、8.7% 和 5.8%;缺乏身体活动是第四位导致死亡的危险因素,比例占 5.5%。针对这一重要慢性病相关行为危险因素,WHO 出版了《关于身体活动有益健康的全球倡议》,针对不同年龄段人群提出了合适的活动量。

对于 5~17 岁年龄组的儿童和青少年,身体活动包括家庭、学校和社区环境内的玩耍、游戏、体育运动、交通往来、娱乐、体育课或有计划的锻炼等。为增进心肺、肌肉和骨骼健康,减少慢性病风险,建议如下:

(1) 应每天累计至少 60 分钟中等到高强度的身体活动。

(2) 大于 60 分钟的身体活动可以提供更多的健康效益。

(3) 大多数日常身体活动应该是有氧活动。同时每周至少应进行 3 次高强度身体活动,包括强壮肌肉和骨骼的活动等。

对于 18~64 岁年龄组的成人,身体活动包括日常生活、家庭和社区环境内的休闲时间活动、交通往来(如步行或骑自行车)、职业活动(如工作)、家务劳动、玩耍、游戏、体育运动或有计划的锻炼等。为增进心肺、肌肉和骨骼健康,减少慢性病和抑郁症风险,建议如下:

(1) 应每周至少完成 150 分钟中等强度的有氧身体活动,或每周累计至少 75 分钟高强度有氧身体活动,或中等和高强度两种活动相当量的组合。

(2) 有氧活动应该每次至少持续 10 分钟。

(3) 为获得更多的健康效益,成人应增加有氧活动量,达到每周 300 分钟中等强度或每周 150 分钟高强度有氧活动,或中等和高强度两种活动相当量的组合。

(4) 每周至少应有 2 天进行大肌群参与的增强肌肉力量的活动。

对于 65 岁及以上年龄组的老年人,身体活动包括在日常生活、家庭和社区中的休闲时间活动、交通往来(如步行或骑车)、职业活动(如果仍然从事工作的话)、家务劳动、玩耍、游戏、体育运动或有计划的锻炼。为增进心肺、肌肉、骨骼和功能性的健康,减少慢性非传染性疾病、抑郁症和认知功能下降等风险,建议如下:

(1) 应每周完成至少 150 分钟中等强度有氧身体活动,或每周至少 75 分钟高强度有氧身体活动,或中等和高强度两种活动相当量的组合。

(2) 有氧活动应该每次至少持续 10 分钟。

(3) 为获得更多的健康效益,该年龄段的成人应增加有氧活动量,达到每周 300 分钟中等强度,或每周 150 分钟高强度有氧活动,或中等和高强度两种活动相当量的组合。

(4) 活动能力较差的老年人每周至少应有 3 天进行增强平衡能力和预防跌倒的活动。

(5) 每周至少应有 2 天进行大肌群参与的增强肌肉力量的活动。

(6) 由于健康原因不能完成所建议身体活动量的老人,应在能力和条件允许范围内尽量多活动。

总之,对各年龄组人群来说,接受上述身体活动建议和积极进行身体活动所获得的效益要远大于可能发生的危害。就每周 150 分钟中等强度身体活动的推荐量而言,骨骼肌肉系统的损伤并不常见;为减少骨骼肌肉系统损伤的风险,适当的方式是循序渐进,从相对适中的身体活动量开始,逐渐向较大身体活动量过渡。

29. 什么是慢性病危险因素聚集？我们该如何应对

慢性病危险因素聚集是指一个人具有某一个可能导致慢性病发生的危险因素的同时，还具有另外一个或几个危险因素的现象。这种危险因素在个体身上聚集时产生的致病作用不是单个因素的简单叠加，而是存在一种交互和协同作用，使发生慢性病的危险成倍增长。以 2011 年的监测数据为例，高血压、糖尿病、血脂异常、吸烟和超重肥胖是心脑血管事件发生的危险因素，在我市 18~79 岁常住居民中，同时具备至少 3 个危险因素的居民达 33.5%，那么，这类人群患脑卒中、冠心病的风险就会远高于只有 1 种或 2 种情况的人群；而且，危险因素聚集数目越多，

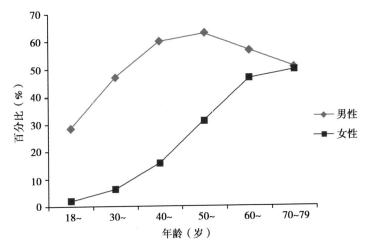

图 7　2011 年北京市常住居民含 3 个及以上
慢病危险因素的比例分布

患病风险也就越高。另一方面,危险因素之间也会互为因果、互相促进,比如,肥胖会诱发胰岛素抵抗,而胰岛素抵抗则会导致2型糖尿病等各种代谢相关疾病的共同发生。因此,肥胖者发生糖尿病的几率又高于体重正常者,在肥胖者中更容易发生危险因素的聚集现象。

慢性病危险因素间常存在协同作用,同时对所有的危险因素进行综合干预效果最好。如果不能同时控制,首先应做到调整饮食、适当运动和心理调节,然后根据自身情况,逐步控制其他危险因素,包括吸烟、饮酒、高血压、糖尿病、肥胖、血脂异常等。

对具体某个人而言,确定危险因素干预的优先顺序还需要考虑各个危险因素所处的水平。危险水平越高,导致发生慢性病的可能性越大,就越需要优先处理。例如同时患有高血压和肥胖的患者,如果其肥胖程度非常严重(如身高172厘米,体重98千克),而血压水平不是很高(如148/96毫米汞柱),此时最急需解决的就是肥胖问题,而且减重的同时血压很可能也得到了控制。当然,确定优先顺序时,最好与医生进行充分沟通,在综合考虑危险因素的种类、水平、干预成本和难度后科学制定。

30. 如何预防乳牙龋齿

乳牙是幼儿的咀嚼器官,孩子出生后6个月左右开始萌出第一颗乳牙,到2岁半左右20颗乳牙萌出完全。健康完好的乳牙能保证幼儿充分地咀嚼,有助于食物的消化和吸收,进而促进儿童颌面部和全身的生长发育。乳牙的下方是将来要萌出替换的继承恒牙,保护好乳牙还有利于继承恒牙的正常发育和替换。此外,由于儿童期是儿童学习语言的时期,因此,健康完好

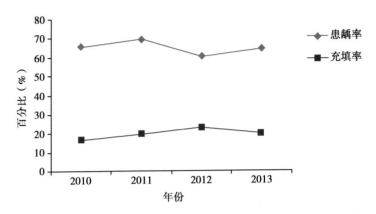

图8　2010—2013年北京市5岁儿童乳牙患龋率及充填率比较

的乳牙有利于儿童正确的发声和学习,并有利于儿童心理的健康成长。

　　乳牙龋齿在儿童中发生率相当高,2013年北京市5岁儿童乳牙患龋率为64.16%,龋均为3.28(平均每人3.28颗)。原因是幼儿饮食中多含高糖、高黏性的碳水化合物,但幼儿口腔卫生习惯尚未建立完善。而且,乳牙的矿化程度比恒牙差,一旦发生龋齿,进展速度很快,多颗牙齿都容易受到破坏,影响婴幼儿的咀嚼功能,远期发展不利于儿童的美观,对儿童正常心理发育及人际交流产生不良影响。

　　了解了乳牙龋齿的发病特点,家长首先要帮助宝宝尽早养成正确的刷牙习惯。从大约6个月第一颗乳牙萌出开始,就应该由家长替宝宝刷牙了,家长可用纱布包裹食指蘸清水擦拭乳牙,当多颗牙萌出后便可改用软毛指套牙刷或软毛牙刷为宝宝刷牙,此种方法要持续到宝宝乳牙全部萌出(约2岁半时)。从2岁半开始,家长可以选择幼儿牙刷,站在儿童身后,手把手教宝宝正确的刷牙方法。从3岁起,宝宝从被动刷牙转为主动刷牙,基本上可以自己完成刷牙行为,但是家长在孩子

每次刷牙后应替他补刷干净,这时候起由于儿童能完全控制
吞咽行为,可以使用儿童含氟牙膏刷牙。其次,家长应注意引
导幼儿科学吃糖和甜食,调整饮食结构,降低食物中的糖分,
减少儿童吃零食的频率可以降低婴幼儿龋病的发生。高纤维
食物可以锻炼咀嚼功能,促进唾液分泌,加强口腔自洁作用。
最后,要树立定期口腔健康检查的观念,在专业口腔诊疗机构
进行乳牙表面涂氟化物增强乳牙对龋齿的抵抗能力,以及
通过对乳磨牙进行"窝沟封闭"等方法来有效预防乳牙龋齿的
发生。

31. 为什么青少年是龋病防治的重点人群

儿童青少年是龋病的高发人群。儿童6岁时,恒牙开始陆
续萌出,12岁以后,儿童口腔中乳牙全部替换成恒牙,牙齿在刚
萌出时釉质并没有发育成熟,钙化程度低,需要通过从唾液中获
取钙离子、磷酸根离子以及氟离子,继续矿化发育成熟,因此,刚

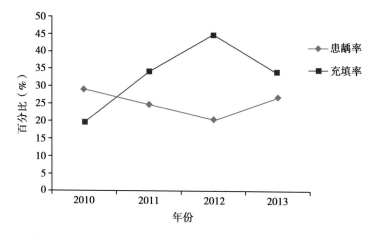

图9 2010—2013年北京市12岁儿童恒牙患龋率及充填率比较

萌出的恒牙很容易患龋齿,而随着年龄增长,牙齿对龋病的易感性明显降低。

另一方面,青少年时期是口腔健康观念和行为的形成期,也是接受新知识、树立新观念、培养终生口腔卫生好习惯的最佳时期,青少年建立良好的自我口腔保健行为,会对一生的口腔健康起到积极的作用。

32. 如何使用氟化物来预防龋齿

氟化物预防龋齿的作用早已被肯定。首先,氟化物可以影响牙体形态,在恒牙发育时期如果摄入适量的氟可以使牙咬颌面变得比较圆钝,窝沟裂隙少且浅,不易积存食物残渣、软垢和堆积牙菌斑,易于自洁。其次,氟化物涂布于牙面后,可以影响牙齿表面釉质的结构,增强牙齿的抗酸耐腐蚀性,预防早期龋损发生,并可促进再矿化。另外,氟化物还可以影响口腔致龋菌的生长,抑制细菌产酸,有抑菌杀菌作用。

氟化物的防龋方法主要包括两类:全身应用和局部应用。

(1) 氟化物的全身应用:氟主要通过饮水和食物摄入体内,经胃肠道吸收进入血液循环,然后传输至牙齿及唾液等组织,达到预防龋齿的目的。国际上常采用饮水氟化、食盐氟化、牛奶氟化及食用氟片或使用氟滴剂的方法防龋。这些方法又都有其适用人群和适宜年龄,并不能千篇一律,这样才能达到氟防龋的最大效用。

(2) 氟化物的局部应用:局部用氟是采用不同的方法使氟化物直接作用于牙齿表面,目的是抑制牙齿表面的溶解脱矿和促进再矿化,以提高牙齿的抗龋力。局部用氟适用于大多数人群,尤其多用于儿童和青少年。这里重点介绍目前应用最广泛的两种局部用氟方法。

含氟牙膏在市场上已相当普及,每天早晚使用含氟牙膏刷牙是一种简便的防龋措施。每次使用的牙膏量约黄豆大小,刷牙后要把牙膏漱干净,避免咽下。目前认为,含氟牙膏的广泛应用是工业化国家龋病患病率大幅度下降的主要原因之一。

氟化泡沫是一种富含氟离子的泡沫,其含氟浓度远远高于含氟牙膏,必须由口腔专业人员操作。将氟化泡沫均匀挤涂在泡沫托盘内,然后将托盘放在儿童上下牙列上,4 分钟后取出。氟化泡沫需定期使用,一般每 6 个月做 1 次即可达到有效的防龋效果。

33. 牙周疾病该如何预防

2013 年北京市 12 岁学生牙龈出血检出率为 52.8%,比2012 年(39.6%)增加了 33.3%;牙石检出率为 39.0%,比 2012 年(36.9%)增加了 5.7%。随着年龄增长,牙周疾病患病率逐渐增高,是影响青少年、中老年人口腔健康的另一类口腔常见病。牙周疾病是牙齿周围支持组织(包括牙龈、牙槽骨、牙周膜)发生破坏的慢性感染性疾病。在我国,80%~90% 的成年人都患有不同程度的牙周疾病,它是导致成人牙齿脱落的主要原因之一。牙周疾病是由局部因素和全身因素共同作用的结果,口腔卫生不良、牙菌斑、牙石积聚是引起牙周疾病主要的危险因素,机体免疫缺陷、营养不良、内分泌功能失调等造成机体抵抗力下降,有可能促进牙周疾病的发生。

牙周疾病是可以预防的。针对病因,每天早晚有效刷牙清除牙菌斑是最基本最有效的手段,如果能配合使用牙线、牙间刷清洁牙间隙菌斑,则效果更为理想。其次,口腔内有些地方是日常自我清洁难以达到的角落,定期洁治(洗牙)能够有效清除这些部位沉积的牙石和菌斑,使牙龈炎症得以恢复。另外,定期口腔检查,早期发现牙周疾病,通过医生的牙周系统治疗和病人的自我保健,可以有效控制疾病进展速度。

三、传染病发病情况

导读:2013年北京市共报告甲乙丙类传染病28种,报告发病率为569.6/10万,与2012年相比下降8.3%。报告发病前十位的传染病中,除了流行性感冒由2012年的第十位升至第八位,其它病种位次均无太大变化。此外,肺结核作为我国的重大传染病,近年来发病仍居高不下,2013年北京市新登记管理肺结核患者中作为未来传染源的涂阳患者比例达到32.7%,预示着未来肺结核防控局势不容乐观。为了让大家更好地了解流感和肺结核,本部分就两种传染病的相关防控知识进行介绍,以此能更好地防患于未然。

34. 禽流感与流行性感冒有什么区别? 我们该如何预防

流行性感冒(简称流感)是由流感病毒引起的急性呼吸道传染病。流感以人际传播、空气飞沫传播为主,传播能力强。最常见的流感起病突然,畏寒、寒战,高热,体温可达39~40℃,伴头痛、全身肌肉关节酸痛、极度乏力、食欲减退等全身症状,常有咽喉痛、干咳,可有鼻塞、流涕等。如无并发症,多于发病3~4天后症状好转,但咳嗽、体力恢复常需1~2周;轻症者症状与普通感冒相似,症状轻,2~3天可恢复。

禽流感主要是指禽中流行的由流感病毒引起的感染性疾病,由于种属屏障,禽流感病毒只在偶然的情况可以感染人。既往确认感染人的禽流感病毒有 H5N1、H9N2、H7N2、H7N3、H7N7、H5N2、H10N7、H7N9 等多种血清类型,其临床症状表现各不相同,可以表现为呼吸道症状、结膜炎、甚至死亡。人感染 H7N9 禽流感患者一般表现为流感样症状,可伴有头痛、肌肉酸痛和全身不适,重症患者病情进展迅速,表现为重症肺炎,甚至急性呼吸窘迫综合征和全身器官衰竭,甚至死亡。

为预防流感和禽流感等呼吸道传染病,居民个人应做好个人卫生,养成良好习惯:避免接触病死禽畜,食用禽肉蛋时要充分煮熟;尽量避免接触野生禽鸟或进入野禽栖息地;经常进行室内通风换气;避免去人群密集、空气污浊的公共场所;合理饮食起居,保证充足的营养和睡眠;适时加减衣服;多参加户外体育活动;勤洗手,注意个人卫生;接种流感疫苗。

35. 什么是结核病? 它对人体有哪些危害▐

2013 年北京市常住人口中新诊断肺结核 8070 例,仅次于痢疾,居甲乙类报告传染病发病的第二位。肺结核是目前严重危害我国人民群众健康的慢性呼吸道传染病,全国每年新发 100 万例活动性肺结核患者和 12 万例耐多药肺结核患者,被列为我国重大传染病之一。

传染性肺结核患者如果不治疗,1 年内可造成 10~15 人感染。人群对结核菌普遍易感,传染性肺结核患者在咳嗽、打喷嚏、大声说话时,把带有结核菌的飞沫播散到空气中,周围人群吸入带菌飞沫即可能受到传染,人感染结核菌后,在机体抵抗力下降时就有可能发展为结核病患者,因此婴幼儿、老年人、HIV 感染者、糖尿病患者、营养不良者等为肺结核感染及发病的高危人群。2000年全国结核病流行病学抽样调查结果显示,我国全人口结核菌感染率为44.5%,潜在发病人口数目庞大。

目前,没有能有效预防结核菌感染和结核病发病的疫苗,国家计划免疫规划中的卡介苗只能预防儿童发生严重的结核病(结核性脑膜炎和血型播散性肺结核)。因此,目前预防结核病最根本的办法是及时发现并彻底治疗传染性肺结核患者,最大限度地降低其传染性。

36. 结核病的可疑症状是什么？确诊后应如何治疗

如果出现咳嗽、咳痰2周及以上、咯血或血痰等肺结核可疑症状,请及时到医院就诊,以便确定是否得了肺结核。

抗结核治疗必须坚持规律的全疗程治疗,否则极易造成治疗失败并发展为耐药、耐多药肺结核,甚至是无药可医的广泛耐药结核病。抗结核治疗用药多且疗程长(至少半年以上),保证患者能完成治疗的关键措施是督导服药管理,即有人按时提醒患者服药、复查并监测不良反应。

37. 目前结核病诊疗的惠民政策都有哪些

为了减轻肺结核患者经济负担,促使患者到专业结防机构接受治疗管理,北京市目前实施的惠民政策包括:结防机构/结核病定点医院对肺结核可疑症状者提供三份痰涂片、两份痰结核菌培养,一张X线胸片检查的初诊免费检查;对确诊肺结核患者提供全程免费抗结核药品;对确诊肺结核患者提供四次痰涂片、两次痰结核菌培养、两次X线胸片检查和六次肝肾功能检查的免费随诊检查;对耐多药肺结核可疑者提供免费抗结核药物耐药性检测服务;对确诊耐多药患者提供全程抗耐多药肺结核药物,主要的随诊检查,包括肝肾功能在内的不良反应监测及每月 200 元的营养和交通补助。

四、儿童青少年健康状况

导读：近年来北京市中小学生视力不良和肥胖检出率居高不下，是目前影响我市学生健康的主要问题。2012—2013学年度北京市中小学生视力不良检出率为63.0%，肥胖检出率为21.5%。另外，交通伤害对学生的健康影响也日渐突出，2011—2012学年度学生不安全骑车行为发生率为66.1%，其中骑车戴耳机行为发生率为16.9%。本部分就学生和家长关心的儿童青少年的主要健康问题进行分析解答。

38. 孩子上小学了，在运动项目的选择上有什么建议

生命在于运动。适量的运动可以使孩子的新陈代谢显著增强、促进生长发育、有助于消除脑疲劳、提高学习效率。同时，还能够促进智力发展、保持良好情绪，对孩子的心理健康产生积极影响。但是，由于小学生身体各器官尚未发育成熟，有着许多和成年人不同的生理特点，因此把握好小学生的运动形式和强度对家长和老师来讲就显得尤为重要。

小学生应每天至少锻炼1小时，尽量在户外进行中等强度的有氧运动。常见的有氧运动包括：步行、快走、慢跑、竞走、滑冰、游泳、骑自行车、跳健身舞、跳绳、做韵律操、球类运动如篮

球、足球等。运动时,呼吸和心跳适度增加,用力但不吃力,可随呼吸的节奏完整地说一句话,但不能唱歌,可有少量出汗,感觉不太累。锻炼的平均适宜运动心率在 120~160 次 / 分钟,最大心率不超过 200 次 / 分钟。

有些运动不适合小学生。比如:负重力量练习会加重心脏等器官的负担;过早的使用健美器械和参加拔河等运动会造成运动过程中屏气用力,使得血液突然回流到心房,损伤心房,还容易导致关节脱臼和软组织损伤;过长时间的跑步消耗能量大,可能会妨碍正常的生长发育;经常倒立或者一次倒立很长时间会损伤眼睛对眼压的调节能力。所以家长和老师要注意合理安排小学生运动。

39. 孩子近视度数 600 度,属于高度近视吗?可以做手术吗

高度近视是指近视度数大于 600 度,且伴有眼轴延长,眼底视网膜和脉络膜萎缩等退行性病变为主要特点的屈光不正。仅依据近视度数不能判定为高度近视。高度近视的人群患病率很高,可发生很多严重并发症,是常见的致盲原因之一。

手术治疗近视是让角膜变平,一般情况下,800 度以下近视患者都可以经过手术治疗,但有眼底疾病者除外。对于 800 度以上患者,由于其眼睛屈光度数增加,角膜变薄,容易在手术中切割过度出现问题,不仅没有治疗近视反而会加重近视,甚至产生不可逆的散光。因此是否适合做手术,应该进行眼底检查后再决定。另外要年满 18 岁,年龄太小容易复发。

40. 怎样确保孩子乘坐轿车时的安全

目前交通事故及交通安全隐患无处不在,家庭轿车作为

人们的主要出行方式之一,中小学生在乘坐轿车时需注意以下几点:

(1) 未满 14 岁儿童不能坐前排。当汽车出现紧急刹车时,成人用的安全带可能会勒住孩子的脖子,导致危险发生;前排安全气囊一旦打开,对孩子来说更是致命的。

(2) 12 岁之前推荐坐儿童座椅。正确使用儿童安全座椅不仅可以避免孩子在车辆紧急制动中因惯性作用受伤,还能保证家长正常驾驶,不受孩子的影响。

(3) 乘车时不要把头、手、胳膊伸出窗外,以免被对面来车或路边树木等刮伤;也不要向车窗外乱扔杂物,以免伤及他人。

(4) 不能随便开门,等车停稳后从右边上下车,左边可能有车开过。

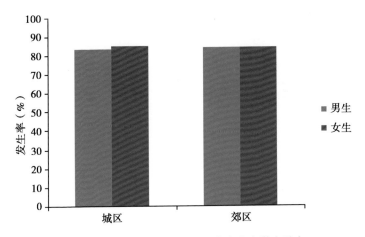

图 10　2011—2012 学年度北京市中小学生乘坐
机动车不系安全带行为发生率

41. 有些孩子骑车时喜欢戴着耳机听音乐，您知道有什么安全隐患吗

道路上，中学生上下学戴着耳机边听音乐边骑车的现象随处可见。这些孩子往往会陶醉于手机以及 MP3、MP4 带来的生活便利，却忽视了存在于身边的安全隐患：

（1）戴着耳机边听音乐边骑车，很容易分散注意力，降低听觉范围，身边的一些紧急状况很容易被耳机中的音乐声掩盖，影响其对周围情况的判断，从而发生事故，所以学生骑车出行不要戴耳机听音乐、广播，应集中精力骑车。

（2）由于路况复杂、混乱，噪声污染大，在路上戴耳机听音乐，需要开更大音量才能听见，耳膜与耳机的振动片距离很近，声压直接传递到耳膜，对耳膜听觉神经刺激比较大，长时间容易引起耳朵发炎、头晕、耳鸣、听力下降等症状，严重时还可能引发突发性听力减退、耳聋。

为了自己及他人的身心健康和安全，不要边骑自行车边听音乐，以免发生意外。

五、医疗卫生服务

导读: 北京市为广大市民提供的医疗卫生服务,有效地保障着首都市民的健康安全,而且服务能力和水平仍在不断提高。2013 年北京市财政为公立医院拨款比 2012 年增长 7.0%,基层医疗卫生机构财政拨款比 2012 年增长 22.7%。众多医疗卫生服务中,疾病筛查和健康体检是抵抗疾病的首道防线,尤其是孕产妇的健康检查,为下一代的健康提供了坚实保障。本部分将重点介绍北京市所开展的新生儿代谢疾病筛查、孕前优生检查等内容,以使大家能够更好地利用和享受到北京市提供的医疗卫生服务。

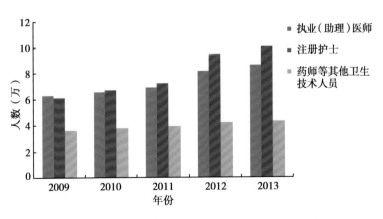

图 11 2009—2013 年北京市卫生技术人员数量变化情况

42. 什么是新生儿代谢性疾病筛查？北京市是如何开展的

新生儿代谢性疾病筛查是指在新生儿出生后，早期通过实验检测方法对一些危害严重、并可有效治疗的先天性、遗传性代谢疾病进行筛查，以便早期诊断和治疗，避免对儿童发育造成不可逆损伤而导致残疾发生。北京市目前筛查两种新生儿代谢性疾病：先天性甲状腺功能减低症和苯丙酮尿症。

苯丙酮尿症是一种先天遗传性疾病，发病率 1/11 000，由于苯丙氨酸羟化酶的先天缺陷使苯丙氨酸在体内大量堆积导致患儿出现进行性智力发育落后、尿有特殊臭味、呕吐、惊厥、毛发变黄等症状。

先天性甲状腺功能减低症是一种常见的儿童先天性内分泌疾病，发病概率是 1/4000~1/3000。由于各种因素导致甲状腺分泌不足，从而影响儿童正常的生长发育和智力发育。

这两种疾病均可造成患儿智能发育严重落后，但出生时可无任何临床表现，随着年龄的增长逐渐出现临床症状，一旦出现症状就已经贻误了最佳治疗时机。新生儿疾病筛查能够使患儿得到早期诊断和治疗，避免智力低下的发生。

目前，北京市政府免费为在北京出生的常住人口新生儿免费提供两种新生儿代谢性疾病筛查服务。新生儿在出生 72 小时并充分哺乳后由出生医院产科采集足跟血，然后将采集好的血样送至北京妇幼保健院新生儿疾病筛查中心检测。若检测结果阳性即为可疑病人，北京妇幼保健院新生儿疾病筛查中心将按照您在筛查卡上留有的地址或电话通知您某日带孩子到筛查中心复查（门诊日每周一至周五）。一般情况下孩子出生 20~40 天可能接到可疑复查的电话和短信通知,若筛查检测结果正常只有短信通知。在孩子取血后 1 个月左右,您可以在以下网址查询结果 http://www.bjhb.gov.cn,输入您的筛查编号、母亲姓名(见出生医院发放"新生儿疾病筛查证明")即可。

2013 年北京市开展新生儿代谢性疾病筛查,共筛查 216 029 人,确诊 147 人,其中先天性甲状腺功能低下 109 人,苯丙酮尿症 38 人。大约在百余名新生儿中可筛出 1 名可疑患儿,在近 10 名可疑患儿中可确诊 1 名患儿。因此,当家长接到可疑复查通知时,应及时带小儿到筛查中心复查,以便早期明确诊断及时治疗,避免疾病对小儿的发育造成损伤。

43. 北京市农村孕产妇住院分娩补贴政策有哪些

根据《北京市农村孕产妇住院分娩补助项目管理方案》的通知(京卫妇精字〔2010〕25 号)文件规定,在北京市二级及以下具有助产资质的医疗机构住院分娩的符合条件的农业户籍孕产妇可享受住院分娩补助,人均补助标准 600 元。

补贴对象:①本市农业户籍孕产妇;②一年内已参加本市新型农村合作医疗的非本市农业户籍孕产妇;③本人是外地户籍,丈夫是北京市农业户籍的孕产妇;④因医学原因异地或跨区分娩的本市农业户籍孕产妇。

补助标准:人均补贴 600 元。参加新型农村合作医疗的孕产妇在财政补贴标准之外的住院分娩费用,还可按照各区(县)新农合的相关规定及统筹补偿政策规定,享受新农合的相关补偿。此外,对农村低收入家庭中的孕产妇,在享受住院分娩财政补贴及新农合补偿后,剩余部分还可按北京市贫困孕产妇生育救助有关规定及各区(县)的相关政策享受救助。

44. 孕前 3 个月为什么需开始增补叶酸

神经管缺陷是一组发生在胎儿中的严重中枢神经系统畸形,会给家庭、社会带来沉重的精神、经济负担。神经管缺陷是一种多基因病,遗传因素与环境因素都有可能导致宝宝患该种疾病,每一位准妈妈都有生育神经管缺陷儿的可能。

目前,全世界公认的最有效的预防神经管缺陷的方法是补充小剂量叶酸片。准妈妈孕前 3 个月到孕后 3 个月每天口服 0.4 毫克的叶酸片,同时摄入富含叶酸的健康食物,可以有效预防至少 70% 以上的神经管缺陷儿的发生。

北京市政府为了使每个家庭都能生育一个健康的宝宝,已经启动了一项重大公共卫生项目,即《北京市增补叶酸预防神经管缺陷项目》。该项目的目标人群是本市常住人口待孕女性和怀孕 3 个月内的女性。其中,既往生育过神经管畸形胎儿或服用抗癫痫药物的高危待孕女性为重点目标人群。

待孕女性和准妈妈如果想领取免费叶酸,可以到居住地的乡卫生院、社区卫生服务中心等机构进行咨询。在签署知情同意书后,可以免费领取 6 个月的剂量,为孕前 3 个月至孕早期 3 个月,如果发放叶酸 6 个月待孕女性仍没有怀孕,待孕女性可自行购买叶酸或多种维生素片继续增补叶酸。

各位准妈妈完全可以放心服用这些叶酸,因为这些叶酸片是由北京市卫生局统一购买的,可以保证药品的安全可靠。此外,准妈妈在领取叶酸片时也是本着自愿的原则,在服药过程中也可以随时停止服用。

45. 孕前优生健康检查项目包括哪些内容

国家免费孕前优生健康检查试点项目服务内容包括宣传教育、健康体检、风险评估、咨询指导、孕情监测及跟踪随访等19项内容(表3)。

46. 北京市所有计划怀孕的夫妇都可以参加免费检查吗

目前北京市并不是所有计划怀孕的夫妇都可以参加免费检查。

享受国家免费孕前优生健康检查项目的目标人群应同时具备以下条件:

(1) 符合生育政策并准备怀孕的夫妇。

(2) 夫妇一方为农业人口。

(3) 夫妇一方为本地户籍或夫妇双方非本地户籍但在本地居住半年以上。

2015年,服务对象将扩大至全市符合生育政策并准备怀孕的夫妇。

47. 新婚夫妇在何处可领取健康服务包

新婚夫妇在区县民政局办理结婚登记的地方,可以在办理结婚登记的同时领取健康服务包。

表3　国家免费孕前优生健康检查项目基本服务内容

序号	项目		女性	男性	目的	意义
1	优生健康教育		√	√	建立健康生活方式，提高风险防范意识和参与自觉性	规避风险因素
2	病史询问（了解孕育史、疾病史、家族史、用药情况、生活习惯、饮食营养、环境危险因素等）		√	√	评估是否存在相关风险	降低不良生育结局风险
3	体格检查	常规检查（包括身高、体重、血压、心率、甲状腺触诊、心肺听诊、肝脏脾脏触诊、四肢脊柱检查等）	√	√	评估健康状况、发现影响优生的相关因素	减少影响受孕及导致不良妊娠结局的发生风险
		女性生殖系统检查	√		检查双方有无生殖系统疾病	
		男性生殖系统检查		√		
4	实验室检查9项	阴道分泌物	白带常规检查	√		筛查有无阴道炎症	减少宫内感染
			淋球菌检测	√		筛查有无感染	减少流产、早产、死胎、胎儿宫内发育迟缓等
			沙眼衣原体检测	√			

续表

序号		项目	女性	男性	目的	意义
5		血液常规检验(血红蛋白、红细胞、白细胞及分类、血小板)	√		筛查贫血、血小板减少等	减少因重症贫血造成的胎儿宫内发育迟缓;减少因血小板减少造成的新生儿出血性疾病
6	实验室检查9项	尿液常规检验	√	√	筛查泌尿系统及代谢性疾患	减少生殖道感染、宫内感染、胎儿死亡和胎儿宫内发育迟缓
7		血型(包括 ABO 血型和 Rh 阳/阴性)	√	√	预防胎儿血型不合溶血	减少因胎儿溶血导致的流产、死胎死产、新生儿黄疸等
8		血清葡萄糖测定	√		糖尿病筛查	减少流产、早产、胎儿畸形等风险
9		肝功能检测(谷丙转氨酶)	√	√	评估是否感染及肝脏损伤情况	指导生育时机选择;减少母婴传播
10		乙型肝炎血清学五项检测	√	√		
11		肾功能检测(肌酐)	√	√	评价肾脏功能	指导生育时机选择;减少胎儿宫内发育迟缓
12		甲状腺功能检测(促甲状腺激素)	√		评价甲状腺功能	指导生育时机选择;减少流产、早产、胎儿宫内发育迟缓、死胎死产、子代内分泌及神经系统发育不全、智力低下等

续表

序号	项目		女性	男性	目的	意义
13		梅毒螺旋体筛查	√	√	筛查有无梅毒感染	减少流产、死胎死产，母婴传播
14	病毒筛查4项	风疹病毒IgG抗体测定	√		发现风疹病毒易感个体	减少子代先天性风疹综合征：先天性心脏病、耳聋、白内障、先天性脑积水等
15		巨细胞病毒IgM抗体和IgG抗体测定	√		筛查巨细胞病毒感染状况	减少新生儿耳聋、智力低下、视力损害、小头畸形等
16		弓形体IgM和IgG抗体测定	√		筛查弓形体感染状况	减少流产、死胎、胎儿宫内发育迟缓等
17	影像1项	妇科超声常规检查	√		筛查子宫、卵巢异常	减少不孕、流产及早产等不良妊娠结局
18		风险评估和咨询指导	√	√	评估风险因素，健康促进，指导落实预防措施，降低风险	减少出生缺陷发生，提高出生人口素质
19		早孕和妊娠结局追踪随访	√		了解早孕及妊娠结局相关信息，做好相关指导和服务	降低出生缺陷发生风险

六、健康环境状况

导读:环境是影响人们健康的重要因素。改善环境、提高生活质量是广大市民关注的焦点。2013 年北京市空气质量监测结果显示,空气中可吸入颗粒物(PM_{10})年均浓度值为 108.1 微克 / 立方米,超过国家环境空气质量二级标准 54%。细颗粒物($PM_{2.5}$)年均浓度值为 89.5 微克 / 立方米,超过国家环境空气质量二级标准 156%。本部分就如何做好雾霾天的自我防范、正确选用保健品、科学健身等方面提供了建议和解答。

48. 北京市空气质量的监测数据是如何获取的

北京市的大气环境地面自动监测网络按照其监测功能可分为四类:

(1) 城市环境评价点:用以评估城市环境下空气质量的平均状况与变化规律。

(2) 城市清洁对照点:用以反映不受当地城市污染影响的城市地区空气质量背景水平。

(3) 区域背景传输点:用以表征区域环境背景水平,并可反映区域内污染的传输情况。

(4) 交通污染监控点:用以监测道路交通污染源对环境空

气质量产生的影响。

目前,北京市的大气环境地面自动监测网络由35个站点组成,其中包括23个城市环境评价点、1个城市清洁对照点、5个交通污染监控点和6个区域背景传输点,覆盖所有区县和主要的环境功能区。各站点监测项目均包括二氧化硫(SO_2)、二氧化氮(NO_2)、一氧化碳(CO)、可吸入颗粒物(PM_{10})、细颗粒物($PM_{2.5}$)、臭氧(O_3)等6项污染物。

49. 空气中主要污染物有哪些? 对人体健康有什么危害

空气中污染物主要有可吸入颗粒物、二氧化硫、二氧化氮、一氧化碳和臭氧。

可吸入颗粒物(PM_{10})是指环境空气中空气动力学当量直径小于等于10微米的颗粒物。可吸入颗粒物被人吸入后会累积在呼吸系统中,引发许多疾病,如侵害呼吸系统,诱发哮喘病等;可吸入颗粒物还可能引发循环与呼吸系统疾病,降低肺功能等;可吸入颗粒物还具有较强的吸附能力,是多种污染物的"载体"和"催化剂",有时能成为多种污染物的集合体,是导致各种疾病的罪魁祸首。

细颗粒物($PM_{2.5}$)是指环境空气中空气动力学当量直径小于等于2.5微米的颗粒物,可进入人体到肺泡,直接影响肺的通气功能,使机体容易处在缺氧状态;细颗粒物极易吸附多环芳烃等有机污染物和重金属,使致癌、致畸、致突变的几率明显升高;细颗粒物还能影响能见度,影响成云和降雨过程,间接影响着气候变化。

二氧化硫(SO_2)是最常见的硫氧化物,无色,有强烈刺激性气味。二氧化硫易被湿润的黏膜表面吸收生成亚硫酸、硫酸,对眼及呼吸道黏膜有强烈的刺激作用,大量吸入可引起肺水肿、喉水肿、声带痉挛而致窒息;二氧化硫还可被人体吸收进入血液,对全身产生毒性作用,破坏酶的活力,影响人体新陈代谢,对肝脏造成一定的损害;二氧化硫还具有促癌性。

二氧化氮(NO_2)是最常见的氮氧化物,黄褐色液体或气体,有刺激性气味。二氧化氮主要损害呼吸道,吸入气体初期仅有轻微的眼及上呼吸道刺激症状,如咽部不适、干咳等,常经数小时至十几小时或更长时间潜伏期后发生迟发性肺水肿、成人呼吸窘迫综合征,出现胸闷、呼吸窘迫、咳嗽、咳泡沫痰、发绀等,可并发气胸及纵隔气肿,肺水肿消退后两周左右可出现迟发性阻塞性细支气管炎。二氧化氮的慢性作用主要表现为神经衰弱综合征及慢性呼吸道炎症,个别病例出现肺纤维化,可引起牙齿酸蚀症,并可能使人昏厥。

一氧化碳(CO)为无色、无臭、无刺激性的气体。一氧化碳是一种对血液和神经系统毒性很强的污染物,空气中的一氧化碳通过呼吸系统进入人体血液内与血红蛋白结合,引发机体缺氧和窒息,对心脏和大脑的影响十分显著,严重者则可能危及人的生命。一氧化碳的危害程度,主要取决于空气中一氧化碳的浓度和机体吸收高浓度一氧化碳的时间长短。

臭氧(O_3)是氧气(O_2)的同素异形体,在常温下是一种有特殊臭味的淡蓝色气体,具有强烈的刺激性。地表臭氧对人体,尤其是对眼睛、呼吸道等有侵蚀和损害作用,对农作物或森林也有危害。臭氧能刺激黏液膜,刺激人的呼吸道,造成咽喉肿痛、胸闷咳嗽、引发支气管炎和肺气肿;臭氧会造成人的神经中毒,头晕头痛、视力下降、记忆力衰退;臭氧会对人体皮肤中的维生素E起到破坏作用,致使人的皮肤起皱、出现黑斑;臭氧还会破坏人体的免疫功能,诱发淋巴细胞染色体病变,加速衰老,致使孕妇生畸形儿。

50. 雾霾天如何做好自我防护

雾霾天可导致大气中 $PM_{2.5}$ 浓度迅速增加,建议市民做到以下几点:

(1)应尽量减少出行并尽量避免户外运动,出行时应注意个人防护,选择适宜的口罩。

(2)应尽量关闭好自家门窗,尽量减少室内活动,特别是减少烹饪、吸烟等导致室内空气质量下降的活动。

(3)当室外大气中的雾霾消失后应尽量开窗通风,让室内空气中的细颗粒物尽快散出,改善室内空气质量。

(4)老人、小孩和有基础病的人是雾霾的敏感人群,在这期间应多加注意。尽量不到人多拥挤、空气污浊的场所,不得已必须外出时,应佩戴口罩。

51. 什么是噪声? 对人体有哪些危害

噪声是指人们不需要的声音,或者说凡是妨碍到人们正常休息、学习和工作的声音,以及对人们要听的声音产生干扰的声音,都属于噪声。对噪声的感受因人们年龄、职业、时间、所在地点及状态和心情的不同而有不同的主观判断。如住楼上的人听音乐是一种享受,而对于住楼下正在学习、休息或集中精力思考问题的人感觉是一种干扰,是一种影响学习和休息的噪声。噪声对人体的主要危害包括:

(1)造成听力损伤。一般人在日常生活中都会有机会暴露在各种不同强度的噪声中,可能造成不同程度的听力丧失,且不易被察觉。例如,人们刚从飞机里出来,耳朵总是嗡嗡作响,甚至听不清对方说话的声音,这种现象叫做听觉疲劳,离开高噪声环境一段时间听力即可恢复正常。但是,如果长时间受强噪声作用,其危害就会由功能性影响变为器质性损伤,造成听力的长期下降,并可发展为噪声性耳聋。

(2) 引起心血管伤害。噪声是心血管疾病的危险因子,噪声会加速心脏衰老,增加心肌梗死发病率,长期接触噪声还可使体内肾上腺分泌增加,从而使血压上升。

(3) 对睡眠和心理产生影响。休息和睡眠是人们消除疲劳、恢复体力和维持健康的必要条件,但噪声会使人感到心烦意乱,人们会感觉到吵闹,难以休息和入睡。当人辗转不能入睡时,便会心态紧张,呼吸急促,脉搏跳动加剧,大脑兴奋不止,第二天就会感到疲倦,或四肢无力,从而影响到工作和学习,久而久之,会使人神经衰弱。

52. 什么是低钠盐

按照北京市政府《健康北京人——全民健康促进十年行动规划》提出的目标和要求,为改善北京市民的主要健康指标,市商务委、市卫生局联合推广使用低钠盐、预防和控制高血压行动。目前,在本市一些大型超市以及便利店都可以买到低钠盐产品。

2013 年北京市销售低钠盐 13 657 吨,占食用包盐销售总量的 20.1%。低钠盐是严格按照中华人民共和国轻工业行业标准《QB 2019—2005 低钠盐》的相关要求进行生产,严格执行低钠盐的理化指标,按照食用盐、食用氯化钾的配比进行生产。其核心工艺在于通过氯化钾的介入,降低盐品中氯化钠的含量,科学合理地做到减盐不减咸的概念,有助于人体钠钾平衡,对于高血压、心血管疾病的防控有着相应的辅助作用(但不替代药物)。适用于中老人和高血压患者,普通人群食用无妨。

不适宜人群:心脏有疾病的人群,高钾药物服用者和肾功能不全、高血钾患者须遵医嘱。

53. 保健品可以替代药品吗？如何正确选用保健品

保健食品是用于调节机体功能,提高人体抵御疾病的能力,改善亚健康状态,降低疾病发生的风险。药品是指用于预防、治疗、诊断人的疾病,有目的的调节人的生理功能并规定有适应证或者功能主治、用法和用量的物质。保健品不以预防、治疗疾病为目的,不能替代药品。

选用保健品时应注意以下几点:

(1) 检查保健食品包装上是否有保健食品标志及保健食品批准文号。

(2) 检查保健食品包装上是否注明生产企业名称及其生产许可证号,生产许可证号可到企业所在地省级主管部门网站查询,确认其合法性。

(3) 食用保健食品要依据其功能有针对性地选择,切忌盲目食用。

(4) 保健食品不能代替药品,不能将保健食品视作灵丹妙药。

(5) 食用保健食品应按标签说明书的要求食用。

(6) 保健食品不含全面的营养素,不能代替其他食品,要坚持正常饮食。

(7) 不能食用超过所标识有效期的保健食品,以及不能食用变质的保健食品。

54. 如何获得科学健身指导

市民可以通过参加体质测试和《国家体育锻炼标准》测验

了解自身体质状况，获得个性化健身指导，也可以通过参与全民健身科学指导大讲堂活动、收听"1025 动生活"栏目、或在市体育局网站"科学健身"栏目了解科学健身知识和方法，还可以通过身边的社会体育指导员进行科学健身指导。

全民健身科学指导大讲堂围绕体重控制、呼吸系统功能健康、肌肉力量与体质健康、健康心脏运动、开展耐力、柔韧性和灵活性锻炼等内容，在公园、街道、社区进行系列宣讲活动，传播科学健身知识、理念和方法。

"1025 动生活"栏目是市体育局与北京人民广播电台体育台联合推出的科学健身全民互动栏目。节目内容贴近生活，围绕百姓日常体育健身，实用性和可操作性强。主要包括民族民俗体育、户外休闲健身、运动心理、体质与健康、运动营养等。内容通俗易懂，有效为广大听众服务的同时，宣传推广专业的体育运动知识，提高大家的科学健身质量和水平。

市体育局网站（www.bjsports.gov.cn）"科学健身"栏目设国民体质监测、健身基础知识、健身指导、健身研究前沿、健身方法推介和全民健身大讲堂视频点播 6 项内容，广大群众可以根据自身需求进行查询、了解。

55. 什么是垃圾的无害化处理

随着经济社会的发展和城市化进程的加快，垃圾处理已经成为首都发展面临的重要问题。北京作为一座拥有 2000 多万人口的特大城市，在经济发展的同时，生活垃圾产生量不断增长，北京市委市政府对垃圾处理工作高度重视，实施《北京市生活垃圾管理条例》，全面推进垃圾的合理化处理。垃圾的合理化处理目前包括：减量化、资源化和无害化。

垃圾的减量化：指在生产、流通和消费等过程中减少资源消耗和废物产生,以及采用适当措施减少垃圾体积和重量的过程。

垃圾的资源化:指将垃圾直接作为产品进行利用,或者对垃圾进行再生利用,也就是采用适当措施实现垃圾中的材料及能源等资源利用的过程。

垃圾的无害化:指在垃圾收集、运输、储存、处理、处置的全过程中减少以至避免对环境和人体健康造成不利影响。

社会公众要关心支持首都的垃圾无害化处理,自觉参与垃圾减量、分类行动,携手把北京建设得更加干净整洁、空气清新。